CONSEILS

AUX

MÈRES DE FAMILLE

SUR LA MANIÈRE DE DIRIGER LA PREMIÈRE ET LA SECONDE DENTITION DES ENFANTS, SUR LES SOINS A DONNER AUX DENTS, SUR LES DANGERS DES DENTS A PIVOTS, A RESSORTS ET A CROCHETS, SUR L'HEUREUSE INFLUENCE DES NOUVELLES DENTS SANS CROCHETS SUR LA SANTÉ, LA BEAUTÉ ET LA PRONONCIATION, ET SUR LE NOUVEAU MODE D'EMPLOI DE L'EAU POUR L'EMBAUMEMENT ET LA GUÉRISON DES DENTS MALADES OU CARIÉES (*voir p. 8.*),

PAR

G. FATTET,

Professeur de prothèse dentaire, seul possesseur des dents artificielles sans crochets, et auteur de plusieurs ouvrages importants sur l'art du dentiste.

PRIX : 1 FRANC.

PARIS,

AU CABINET DE L'AUTEUR, 363, RUE SAINT-HONORÉ,
ET CHEZ LES PRINCIPAUX LIBRAIRES.

1849

CONSEILS

AUX

DE FAMILLE.

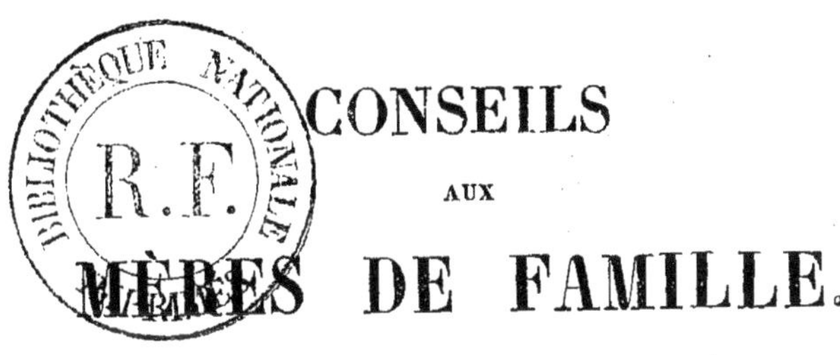

ANATOMIE DENTAIRE.

Les Dents, leur nature, leurs caractères physiques, leur importance fonctionnelle.

De toutes les parties de notre organisation, les dents sont, sans contredit, une des plus importantes. Placées à l'entrée de la bouche, exposées au contact de l'air et au choc des corps étrangers, elles sont destinées à saisir et à diviser les substances alimentaires, à retenir la salive et à procurer à la voix une articulation distincte et facile. Un des plus célèbres anatomistes de notre époque, M. Blandin, considère les dents comme une production du système tégumentaire interne, comme de véritables phanères de la membrane digestive, dans une dépression de laquelle elles sont logées par leur extrémité adhérente.

Suivant cet illustre praticien, ce sont des organes composés de deux éléments essentiellement distincts : la partie *sécrétante* et la partie *sécrétée*. La partie sécrétante, follicule, bulbe ou germe, est une dépendance immédiate du système tégumentaire. La partie sécrétée n'est autre que la dent proprement dite ; sa forme, assez variable, du reste, se réduit cependant à trois parties principales ou fondamentales, qui sont la couronne, le collet et la racine.

De la première dentition chez les enfants.

On appelle dentition le développement des dents, leur sortie hors des alvéoles sur le bord libre des mâchoires. Il existe deux sortes de dentition : la première comprend le développement et l'éruption des dents *temporaires* ou *dents de lait*, qui sont au nombre de vingt, dix à chaque mâchoire ; la seconde comprend la sortie et la formation des dents permanentes, dont le nombre est de trente-deux, seize à chaque mâchoire.

La première dentition a lieu à partir de la formation des mâchoires jusqu'à l'âge de six à sept ans. C'est presque toujours du sixième au septième mois de la naissance que les dents commencent à percer les gencives. Les premières que l'on voit apparaître sont ordinairement les dents incisives de la mâchoire inférieure, qui sortent tantôt en même temps, tantôt séparément à dix, quinze jours ou trois semaines de distance. Quelque temps après, les incisives supérieures se montrent aussi, soit simultanément, soit isolément. Les dernières qui apparaissent sont les secondes petites molaires, qui se montrent du vingtième au trentième mois et achèvent la dentition.

Des moyens de prévenir et de combattre les accidents de la première dentition.

L'époque de la première dentition est, pour les enfants, la période la plus dangereuse et parfois même la plus funeste. En effet, c'est à peine si les premières dents sont prêtes à sortir que l'enfant éprouve d'abord de la démangeaison aux gencives, et un sentiment de chaleur dans la bouche ; bientôt on aperçoit un peu de gonflement et de rougeur. L'enfant est pris de malaise et de lassitude. Tant que cet état est modéré, on ne peut le considérer comme l'indice d'une dentition pénible, car il est bien peu d'enfants qui ne l'éprouvent en tout ou en partie. Mais il n'en est pas toujours ainsi, surtout à l'époque de la sortie des canines et des petites molaires : les gencives deviennent alors rouges, douloureuses et chaudes au toucher ; l'enfant est moins gai, moins bruyant ; son sommeil est inquiet, agité. Ses yeux abattus expriment un état de langueur dont le sentiment douloureux l'accable et l'agite ; il n'est pas rare non plus de voir alors survenir de violents accès de toux, une fièvre intense, de la difficulté à respirer, des vomissements et parfois des convulsions violentes et générales, accompagnées de hoquets, de serrement des mâchoires, de raideur des membres.

Bien que la dentition soit l'ouvrage de la nature, il n'est pas moins vrai que des soins assidus, un régime sagement approprié, peuvent, dans tous les cas, aider et favoriser cette difficile fonction. Aussi, dès qu'on aperçoit un peu de rougeur et de gonflement aux gencives, il faut immédiatement les humecter par quelque gargarisme rafraîchissant ou émollient ; on devra surtout éviter de mettre dans la bouche de l'enfant des corps durs, comme des hochets d'or, d'argent, d'ivoire ou de cristal ; ces corps, par leur nature et leur dureté, ne peuvent que léser les gencives et augmenter l'irritation dont elles sont affectées. Ce qui convient le mieux, en cette circonstance, est encore une racine de guimauve trempée dans une décoction d'orge miellée.

Dans les cas d'agitation extrême et continuelle, de vives souffrances, d'insomnie et de fièvre accompagnée de spasmes et de convulsions, il faut appeler immédiatement un médecin et recourir aussitôt à l'usage des calmants, aux juleps gommeux, aux tisanes légèrement édulcorées par l'addition de quelques cuillerées à café de sirop de nafé.

De la deuxième dentition ou de la sortie des dents permanentes.

Ce n'est que vers l'âge de 6 à 7 ans qu'on voit les dents temporaires tomber successivement pour faire place aux deuts secondaires, dites dents de remplacement. On aperçoit d'abord la première grosse molaire sortir de son alvéole; puis, vers l'âge de 7 ans, lorsque la dent temporaire correspondante est tombée, on voit l'incisive latérale lui succéder immédiatement. La première petite molaire sort ensuite de son alvéole vers la neuvième année; la canine, de la dixième à la onzième; la seconde petite molaire, de la onzième à la treizième; la seconde grosse molaire, de la douzième à la quatorzième; et la troisième grosse molaire, ou *dent de sagesse*, entre la dix-huitième et la trentième année.

Des accidents que détermine la deuxième dentition et des moyens de les combattre.

La sortie des dents secondaires ou dents de remplacement offre, en général, moins de gravité que celle des dents temporaires ou primitives; toutefois, dans une foule de circonstances, et principalement chez les enfants élevés au sein des villes et appartenant aux classes aisées de la société, elle détermine certaines affections qui méritent de fixer au plus haut degré l'attention des mères de famille. Parmi ces affections, les principales sont : les congestions sanguines, les hémorrhagies nasales, un ptyalisme muqueux et quelquefois sanguinolent, l'engorgement des glandes, les maladies des yeux, des oreilles, des éruptions croûteuses du cuir chevelu, des dartres farineuse de la face, des diarrhées inflammatoires, etc., etc.

C'est donc en procurant, de bonne heure, aux enfants une constitution saine et vigoureuse qu'on peut espérer de leur faire franchir sans danger cette période de la deuxième dentition : cette précaution devient surtout indispensable pour les enfants nerveux et d'un tempérament irritable : c'est principalement pour eux que, dès l'âge de 5 ou 4 ans, deviennent nécessaires l'exercice, les bains froids, une nourriture sagement réglée, l'habitude d'avoir la tête constamment découverte, et enfin la cessation de ces prévenances continuelles qui les rendent aussi exigeants qu'incapables de supporter la moindre peine et d'affronter la plus légère douleur.

Des déviations dentaires. — Nouveau régulateur Fattet.

Le développement régulier ou l'arrangement symétrique des dents, à ne le considérer même que sous le rapport de l'agrément qu'il procure à la physionomie, serait déjà d'une assez grande importance pour réclamer la plus sérieuse attention de la part des mères de famille : aussi ne saurait-on blâmer trop ouvertement l'indifférence que quelques-unes apportent à cet égard. En effet, c'est surtout à cette négligence et à la précipitation avec laquelle on sacrifie parfois des dents temporaires, qu'il faut attribuer la plupart de ces déviations, de ces bizarreries, de ces difformités dentaires aussi désagréables que pénibles pour les personnes qui en sont affectées.

Parmi ces irrégularités, les plus fréquentes sont, sans contredit :

1º les obliquités antérieures, postérieures ou latérales des dents.

2º L'inversion des arcades dentaires ;

3º La proéminence ou la rétroïtion des dents avec ou sans engrènement.

Pour obvier à ces divers inconvénients et ramener les dents déviées dans leur direction normale, j'ai imaginé, il y a quelques années, un appareil fort simple, destiné à agir d'une manière permanente et continue sur la dent déviée sans exercer ni ce sentiment de gêne, ni cette douleur qu'occasionnent la plupart des divers moyens employés jusqu'à ce jour.

HYGIÈNE DENTAIRE.

Opinion des anciens sur la beauté des dents.

> Il n'est pas de vilaines femmes avec
> de belles dents.
>
> J.-J. Rousseau.

Les médecins anciens et modernes, les poètes eux-mêmes, dont le génie s'enflamma toujours à l'idée de ce qui peut contribuer à notre bonheur, sont tous unanimes sur le caractère de la beauté des dents, qu'ils regardent comme le don le plus précieux que l'homme ait reçu de la nature : leur blancheur, leur régularité, leur solidité, constituent ces avantages, et sont les indices d'une belle dentition. Ces qualités se font remarquer dans les hommes et répandent une sorte d'amabilité sur leur figure en adoucissant leurs traits : ceux du noir Africain cessent d'effrayer la beauté timide, lorsqu'il lui montre ses dents éclatantes de blancheur.

Mais ce sont les femmes principalement, dont la destinée est de nous séduire et de mériter nos hommages, qui commencent à comprendre tout le prix qu'elles doivent attacher à la conservation de leurs dents. Elles s'aperçoivent plus que jamais qu'une femme est rarement laide avec de belles dents ; tandis qu'il lui est impossible, même avec les plus jolis traits du monde, d'offrir l'aspect de la beauté, si sa bouche laisse entrevoir une denture tronquée, des dents couvertes de tartre ou dont la carie se dispute les derniers vestiges.

Des soins journaliers que nécessite l'entretien des dents. — Poudre, brosse et élixir Fattet.

On comprend donc qu'il est de la plus haute importance d'apporter à la conservation de ses dents des soins assidus, et, pour ainsi dire, religieux. Le premier de tous ces soins consiste à se rincer la bouche tous les matins, immédiatement au sortir du lit, avec de l'eau à une température de dix à douze degrés. L'eau pure pourrait ordinairement suffire à cet effet ; mais il vaut mieux y ajouter quelques gouttes d'un *élixir* que j'ai préparé dans ce but (1). Par ses propriétés balsamiques et astringentes, cet élixir convient aux personnes qui auraient, soit quelques dents cariées, soit les gencives habituellement saignantes, fongueuses ou blafardes, soit, enfin, l'haleine forte. Cette opération terminée, on fera usage d'une *poudre* dentifrice, dont on frottera légèrement, dans tous les sens, avec la nouvelle *brosse* dont je suis l'inventeur, non seulement les dents, mais encore les gencives.

Le choix de cette poudre ne saurait être indifférent ; quelques-unes, en effet, composées de substances acides ou minérales, sont loin d'être sans danger pour les dents. Je ne saurais trop recommander ici une *poudre* fort agréable qui, à l'avantage de blanchir les dents, joint celui de donner aux lèvres et aux gencives une belle couleur rose qui dure une partie de la journée. Par son action éminemment tonique, cette poudre raffermit les gencives,

(1) **Prix du flacon, 5 fr.**

s'oppose à la formation du tartre, et conserve aux dents leur brillant et leur poli naturel. C'est à l'aide de ces soins aussi sages que rationnels, que beaucoup de mes clients ont les dents les plus belles qu'il soit possible de voir, et peuvent s'écrier avec l'auteur des *Blasons anatomiques du corps féminin* :

> Dent blanche comme cristal, voire,
> Ainsi que neige, ou blanc ivoire;
> Dent qui sent bon comme fait baume,
> Dont la beauté vaut un royaume.

Des aliments qui conviennent aux dents.

Le choix des aliments est, sans contredit, l'une des précautions les plus nécessaires à la santé et à la conservation des dents. Ce choix doit toujours être basé sur la constitution particulière de chaque personne; c'est ainsi que les personnes d'une constitution lymphatique doivent rechercher de préférence leurs aliments dans ceux qui ont une action excitante sur l'économie, tels que les viandes, le vin pris modérément : les personnes nerveuses ou d'un tempérament sanguin doivent, au contraire, se nourrir d'aliments tirés du règne végétal, et choisir pour boissons celles où le principe alcoolique domine le moins.

Elles doivent surtout s'abstenir de prendre, pour nourriture habituelle, les viandes fumées ou salées. C'est, en effet, à leur usage prolongé que les personnes qui entreprennent de longs voyages sur mer sont redevables de cette terrible affection désignée sous le nom de scorbut. Les fruits verts, et en général toutes les substances acides, solides ou liquides, sont aussi extrêmement dangereuses pour les dents; il en est de même de l'usage des boissons alcooliques et de toutes les substances qui contiennent du sucre.

Influence des vêtements et des vicissitudes atmosphériques.

Après les aliments, l'air et les vêtements qui servent à nous préserver de ses injures, méritent de fixer au plus haut degré notre attention. La première des précautions qu'on doit prendre à cet égard, c'est de se défendre également contre une chaleur extrême et contre un grand froid ; mais surtout d'éviter de passer brusquement d'une température extrême à une température opposée.

Les femmes doivent surtout à leur organisation nerveuse et délicate le triste privilége d'être accessibles aux moindres variations de la température. Le meilleur moyen pour elles de s'en préserver serait donc de contracter de bonne heure l'habitude de se couvrir modérément, et de prendre, en plein air, un exercice qui, en favorisant le développement harmonique de toutes les parties du corps, donnât à chacune d'elles la force de réagir contre les causes qui tendent à troubler leur action.

Des odontalgies ou rages de dents. — Leur nature, leur cause.

Comme toutes les parties de notre corps, les dents sont sujettes à une foule de maladies ; l'une des plus graves, des plus fréquentes et des plus pénibles, est sans contredit l'odontalgie, appelée vulgairement *rage* de dent : résultat de plusieurs affections tantôt nerveuses, tantôt inflammatoires, elle produit des élancements insupportables dans les dents, les gencives et les joues, prive entièrement du sommeil et peut occasionner la fièvre, des spasmes, des vomissements, des syncopes.

Par la nature même des variétés qu'elle présente, et par les angoisses où elles jettent le malade, cette terrible maladie a exercé la sagacité des médecins de tous les temps et de tous les pays. Pour la combattre, on a tout employé : la cautérisation, l'inoculation, le plombage, les collutoires anti-odontalgiques, les emplâtres, les essences, les mastics, les mélanges, les mixtures, les pilules, les solutés, les topiques, tout cela plus ou moins spécifique.

Les vésicatoires, les ventouses, l'acupuncture, n'ont pas été oubliés ; et, pour clore la liste, on trouve toujours comme moyen suprême ce qu'on appelle plaisamment, en langue vulgaire, le *baume d'acier*, c'est-à-dire l'évulsion de la dent.

Dangers de l'extraction des dents.

Quelque soin et quelque dextérité qu'on apporte à l'extraction d'une dent, cette opération, toujours si douloureuse, est loin d'être sans dangers. Si, dans les circonstances les plus favorables, elle n'exige qu'une certaine habitude et une adresse ordinaire, combien ne se rencontre-t-il pas de cas où les difficultés qu'il faut vaincre ne le cèdent en rien à aucune autre opération de chirurgie ! Aussi, depuis longtemps, a-t-on vu les dentistes les plus distingués s'élever avec force contre ces opérations douloureuses, inutiles, contre lesquelles protestent et la raison et l'expérience.

Si encore on n'arrachait que les dents ! mais à combien d'accidents, à quels dangers n'exposent pas ces opérations, véritables mutilations ! Ainsi il peut arriver que, soit par une erreur de diagnostic, soit par une mauvaise application de l'instrument, on enlève une dent saine à la place de celle qui était la cause réelle des souffrances, ou que, se méprenant sur la nature de la dent, on extraie une dent de remplacement pour une dent temporaire. D'autres fois on a vu l'ouverture du sinus maxillaire, la fracture et la luxation de la mâchoire inférieure, produites par l'extraction d'une dent. Dans certaines circonstances, de mauvais instruments, ou leur mauvais emploi, ont déterminé des accidents graves, tels que la lésion des joues ou de la langue, la meurtrissure ou la déchirure des gencives, la fracture des alvéoles, et, par suite, des hémorrhagies plus ou moins fortes.

Outre les accidents que je viens d'énumérer, il en est un autre auquel on ne peut soustraire le malade; c'est la douleur toujours produite par l'extraction de la dent et les désordres nerveux qui en sont parfois la conséquence. En effet, au moment où l'organe se trouve soulevé de son alvéole, la personne éprouve une douleur des plus vives, qui tantôt passe instantanément, tantôt se prolonge un certain temps après l'opération. Ainsi on a vu quelquefois cette douleur persévérer au point de déterminer les désordres les plus notables dans tout le système nerveux : quelques personnes s'évanouissent; d'autres, encore plus impressionnables, les femmes nerveuses surtout, éprouvent un tremblement universel, des attaques d'épilepsie, quelquefois une espèce de tétanos, et souvent un larmoiement involontaire : trop heureux lorsque, fort d'un poignet et d'un bras herculéen, l'opérateur, ou plutôt le bourreau, ne traîne pas dans son cabinet le patient vociférant et éperdu.

Nouveau mode d'embaumement. Eau et élixir Fattet.

Frappé tout à la fois et de l'impuissance et des dangers des diverses préparations tour à tour proposées pour combattre l'odontalgie ; et profondément pénétré de cette vérité que si c'est un grand talent d'opérer, c'en est un plus grand encore de conserver et de guérir, j'ai imaginé une nouvelle *eau* (1) dont les propriétés, jugées

---

(1) Pour se servir de cette *eau*, il faut en imbiber légèrement un peu de coton et l'appliquer sur la dent malade ou cariée. Lorsque la douleur offre peu d'intensité, une ou deux applications suffisent presque toujours. Dans le cas de carie rebelle ou d'odontalgie aiguë, il faut renouveler l'application jusqu'à complète insensibilité de la dent.

Prix du flacon, 10 fr.

et sanctionnées par l'expérience, sont de guérir, à l'instant même et sans retour, les odontalgies les plus aiguës, quels que soient leur cause, leur siége ou leur nature.

D'une odeur agréable, cette *eau* offre l'immense avantage de laisser dans la bouche une saveur et un parfum des plus suaves, sans exercer aucune action délétère ni sur les dents ni sur les gencives. C'est ainsi qu'à l'aide de ce procédé aussi simple qu'exempt de douleur et d'inconvénient, je suis parvenu à conserver à mes clients des dents dont l'extraction avait été jugée nécessaire par les dentistes les plus distingués.

La Carie. — Sa nature, ses causes.

La terminaison la plus ordinaire et la plus fréquente des maladies des dents, est une altération ou décomposition de leur substance qu'on nomme *carie* : résultat des causes les plus diverses, cette terrible affection se manifeste, tantôt à l'extérieur sous la forme d'une légère excavation noirâtre qui s'étend de proche en proche, et finit bientôt par envahir la totalité de la dent; d'autres fois, au au contraire, la dent s'altère à l'intérieur, et la carie n'apparaît au dehors qu'après avoir miné la substance osseuse de la dent, et laissé sans soutien la portion d'émail recouvrant le point altéré, qui bientôt éclate au plus léger choc. Rarement on la voit attaquer la racine des dents : ses ravages s'arrêtent presque toujours au collet de l'organe dentaire.

Dans les contrées basses, humides et marécageuses, elle se montre parfois sous forme endémique : elle est aussi plus commune dans les villes et dans les régions septentrionales, qu'à la campagne et sous le ciel brûlant du midi ; ce qu'il faut attribuer à l'usage des boissons chaudes et des liqueurs spiritueuses auquel se livrent davantage les habitants des villes et des pays froids. Quant aux causes qui peuvent déterminer la carie, elles sont aussi nombreuses que variées et se divisent en causes internes et externes.

Parmi ces causes nous signalerons surtout ici l'emploi des acides et des substances irritantes, la grossesse, l'allaitement, l'exposition habituelle à un air vif, le cidre dont on fait usage en Normandie, l'emploi de cosmétiques et de certains dentifrices, les commotions vives, et une foule d'affections constitutionnelles ou accidentelles.

Presque tous les auteurs qui ont décrit la carie ont varié sur sa nature et son essence. Fox et Hunter, célèbres dentistes anglais, l'ont considérée comme une véritable nécrose ou mortification de

la substance dentaire. Quelques dentistes français pensent, au contraire, qu'elle est une simple destruction de la dent par décomposition. Quelle que soit toutefois l'origine de la carie, on peut affir-
mer que jamais affection dentaire n'a excité à un plus haut degré
l'attention des dentistes et exercé la sagacité de nos docteurs en
Sorbonne.

Nouveau mode de traitement de la Carie. — Eau Fattet.

Les inconvénients qui peuvent résulter pour la bouche de la carie
sont nombreux. Le plus désagréable, sans contredit, est l'odeur
sanieuse et fétide qui s'échappe de l'ouverture de la dent, et qui
tient à un suintement humide de l'intérieur de l'organe. La plus
grande propreté ne saurait la détruire entièrement. Le seul moyen
de la combattre est d'opérer d'abord le desséchement de la carie et
de l'obturer ensuite.

Pour remplir cette première indication, diverses préparations ont
été tour à tour proposées; mais toutes, comme la créosote, ont
l'inconvénient de laisser dans la bouche une odeur désagréable et
pénétrante, et de cautériser toutes les parties avec lesquelles elles
sont en contact. Il n'en est pas de même d'une préparation que
j'emploie depuis longtemps et dont je ne saurais trop recommander
l'usage aux personnes affectées de carie. D'un goût très-agréable,
cette préparation dessèche promptement la carie, arrête la suppu-
ration, cautérise le nerf dentaire, sans qu'il soit nécessaire de recourir à la brûlure, et dépose dans la cavité de la dent un émail
qni permet d'opérer l'obturation sans accidents.

Dangers des divers modes de plombage. — Nouveau procédé d'obturation à froid, sans douleur ni pression.

Pour l'obturation des dents, on s'est servi jusqu'ici de cinq sortes
de métaux. Le plomb et le platine, qui s'emploient en feuilles, et le
métal de Darcet, qui s'utilise à l'état de fusion. Le plomb est avec
raison totalement abandonné aujourd'hui; il en est de même de
l'étain qui dépose sur les dents une matière noirâtre et finit toujours par s'oxyder. Si, dans quelques cas exceptionnels, les métaux
en feuilles, l'or et le platine, peuvent être employés comme moyen
d'obturation, ils ne peuvent subsister seulement vingt-quatre heures,
dans les diverses caries dont l'ouverture est large ou qui affectent
les parties latérales des dents. Quant au métal fusible de Darcet,

si, par la nature de sa composition, il est plus susceptible de contracter adhérence avec la dent, il a toutefois l'inconvénient fort grave d'exiger l'emploi d'une température, qui, sans être assez élevée pour brûler la dent et les parties environnantes, peut néanmoins enflammer ces dernières, dessécher l'émail et déterminer les douleurs les plus violentes.

Pour obvier à ces divers inconvénients, je me sers depuis long-temps avec succès d'une pâte (1) qui offre l'avantage de pouvoir être employée *molle* sans *chaleur* et sans *pression*, d'imiter la couleur de la dent restaurée, et d'acquérir en peu de temps une dureté qu'on chercherait vainement ailleurs.

De la funeste influence de la perte des dents sur la santé, la beauté et la prononciation.

> S'il m'en souvient, vieille aux regards hideux,
> De quate dents, je vous ai vue mâcher ;
> Mais une toux dehors vous en mit deux,
> Une autre toux, deux vous en fit cracher.
> Or, pouvez-vous bien tousser sans vous fâcher,
> Car ces deux toux y ont mis si bon ordre,
> Que si la tierce y veut rien arracher,
> Non plus que vous, n'y trouvera qué mordre.
>
> Cl. Marot : traduction libre d'une épigramme
de Martial.

Si, pour garantir la dentition de tout accident, et lui assurer une durée égale à celle de la vie de l'homme, il suffisait de la prendre dès l'enfance, de la suivre et de la diriger jusqu'à son évolution complète, la tâche du dentiste serait assez facile. Malheureusement il n'en est pas ainsi ; l'âge, les maladies, la constitution débile du sujet, la nature du climat, le mauvais régime, certains dentifrices plus nuisibles qu'utiles, sont autant de causes qui viennent conspirer contre les organes dentaires, et les détruire en totalité ou en partie. Cette perte entraîne non seulement la ruine de tous les agréments de la figure, mais peut encore exercer une influence funeste dans l'exercice d'une des principales fonctions de la vie.

L'absence d'une incisive ôte, en effet, à la physionomie toute sa grâce : certains mots sont sifflés, des jets de salive sont lancés de temps à autre au visage de ceux à qui l'on parle. La personne privée de plusieurs dents antérieures se cache pour rire ; ou bien, guidée par une sorte d'instinct qui lui rappelle sans cesse son infirmité, elle rapproche les lèvres avec affectation ; mais inutiles efforts, ces

(1) Prix du pot, 10 fr.

parties s'enfoncent, et bientôt les dents supérieures ou inférieures en se portant en avant impriment à la figure une forme qui la rapproche de celle du singe.

Cette perte survient-elle à la mâchoire supérieure, la physionomie prend alors un aspect rusé, un air de moquerie fort désagréable. — Sont-ce, au contraire, les dents molaires qui ont fait défaut, les joues s'aplatissent, deviennent flasques et pendantes, et impriment à la figure un mouvement qui donne au langage quelque chose d'empâté.

Enfin, il est évident que si les dents antérieures manquent en même temps en haut et en bas, la figure prend une forme carrée qui donne à la physionomie quelque chose de triste et de monotone. Quant à la chute complète des dents de la mâchoire inférieure, elle a pour effet de rendre difficile, pour ne pas dire impossible, l'acte de la mastication, et de déterminer des rides prononcées, qui s'étendent en s'écartant l'une de l'autre, depuis la commissure des lèvres jusqu'au-delà des os de la pommette. Aussi, n'est-il pas rare de voir, chez des jeunes personnes privées de bonne heure des dents de la mâchoire inférieure, le bas de la figure offrir tous les signes de la décrépitude la plus avancée, tandis que le front, les yeux et tout le haut du visage, brillent encore de tout l'éclat et des grâces de la jeunesse.

PROTHÈSE DENTAIRE.

Son but.

C'est donc pour remédier à cette disgracieuse difformité que laisse toujours après elle l'absence d'une ou de plusieurs dents, que de tout temps on a cherché à remplacer par des pièces artificielles les dents extraites ou perdues. L'ensemble des moyens mécaniques qui ont été proposés dans ce but, constitue la prothèse dentaire ou odontotechnie.

Inscrite dans les annales de tous les peuples, cette branche, la plus importante de l'art du dentiste, est entrée dans une voie nouvelle, la plus utile et la plus féconde en résultats. Quelques praticiens ont, à des titres divers, et pour des parts inégales sans doute, mais réelles, contribué à élever le beau monument que cet art possède aujourd'hui.

Toutefois, je dois ici le reconnaître, dédaignant les travaux de

l'atelier pour les théories spéculatives, la plupart des dentistes de
notre époque ont trop cru avoir atteint le but qu'ils s'étaient pro -
posé, en ne s'occupant que de la pose des dents artificielles, et en
confiant l'exécution de ces pièces à des mains inhabiles et inexpéri-
mentées. De là, l'origine des reproches adressés généralement aux
dents artificielles, et qui éloignent encore tant de personnes inté-
ressées, et par conséquent disposées à venir solliciter les ressources
de notre art.

Ces reproches résultent tout à la fois et du mauvais choix de
fixation des pièces artificielles, et de la nature des substances tour
à tour proposées pour leur fabrication.

De l'ancien moyen de fixation des pièces artificielles.

Les moyens proposés par les dentistes pour l'ajustement des
pièces artificielles forment deux séries distinctes et tout à fait oppo-
sées. Dans la première, les dents sont fixées au bord alvéolaire,
qu'elles garnissent, d'une manière permanente, à l'aide de pivots
à vis ou à entennes; la deuxième comprend celles qui sont main-
tenues par des crochets, des ressorts, des ligatures.

Dangers des dents à pivot, à ressort, etc. — Opinion du docteur Bégin, président de l'Académie de médecine.

De toutes les opérations qui forment le cortége inséparable de la
vieille prothèse, l'une des plus pénibles et des plus douloureuses
est, sans contredit, la fixation des dents à l'aide de pivots. Ce mode
d'ajustement repose, en effet, sur une condition qui se trouve rarement dans la pratique, c'est l'intégrité parfaite de la racine dans
laquelle doit s'opérer l'implantation. Mais alors, à moins qu'on ait
affaire à un jeune sujet, chez lequel le canal dentaire n'est pas encore obstrué, on est obligé de perforer cette racine pour y ménager
la place du pivot qu'elle doit recevoir. Deux accidents peuvent arriver dans ce cas : ou bien le pivot, trop long, porte sur une portion du nerf dentaire et produit les douleurs les plus vives, une
fluxion, des abcès, des fistules, un suintement pruriforme; où bien
la tige métallique, qui fait sa solidité, se brise dans le canal dentaire, et nécessite alors une opération des plus douloureuses que je
connaisse.

Quant aux inconvénients qui peuvent résulter pour la santé de
l'emploi des dents à pivot, je les trouve parfaitement resumés dans
cette phrase, due à la plume d'un médecin aussi éclairé que judi-

cieux, M. le docteur Bégin, président de l'Académie de médecine :
« Même dans les cas les plus favorables, dit, en effet, ce praticien dis-
tingué, toujours, sous la double influence des vacillations insépa-
rables de l'exercice des fonctions qui leur sont confiées et de l'action des liquides salivaires qui s'infiltrent le long de leur tige, les
dents à pivots, les plus solidement fixées, usent les racines qui les
supportent, agrandissent leur canal, et finissent par ne plus pouvoir rester en place. »

Si j'examine maintenant l'autre mode de fixation des pièces artificielles à l'aide de *crochets*, de *ressorts*, de *ligatures*, etc., je
trouve que, par leur mode d'action, les crochets, véritables griffes
embrassantes, dépriment les gencives, usent et coupent les dents
voisines qui leur servent de point d'appui; voici, en effet, com-
ment s'exprime à l'égard de ce procédé l'illustre praticien que je
viens de nommer, article *Dent* du Dictionnaire de médecine. « Quel-
« que soin qu'on apporte, la fixation d'une dent à crochets est tou-
« jours une opération désastreuse pour la bouche. Si bien polis, si
« parfaitement élastiques que soient les supports des pièces de ce
« genre, ils pressent constamment sur le collet des dents qu'ils
« embrassent, les sillonnent, les usent et préparent leur rupture.
« Ce résultat a d'autant plus facilement lieu que les dents ont une
« organisation plus molle et sont plus disposées à la destruction;
« ainsi on peut prédire avec certitude qu'une personne qui rem-
« place une dent perdue par une dent à crochets, sera, quelques
« années plus tard, obligée d'en faire remplacer deux ou trois, et,
« plus tard, encore un plus grand nombre, jusqu'à ce que l'arcade
« entière ait subi le même sort.

« Les dents à pivot n'usent que les racines qui les supportent,
« celles à crochet usent, au contraire, les dents voisines qui les
« soutiennent. Mieux vaut donc, dans ce cas; supporter la dif-
« formité produite par la privation de quelques dents, que de la
« réparer par un moyen qui tend incessamment à l'augmenter. »
Que les *ressorts*, placés sur les dents les plus éloignées de la pièce,
gênent horriblement les articulations maxillaires et agissent à la
manière des attracteurs, le plus dangereux genre de puissance dont
on se soit servi pour la fixation des pièces artificielles. Quant aux
ligatures, elles constituent, comme on sait, un exécrable moyen,
auquel on ne peut recourir sans le plus grand danger.

Des diverses substances proposées pour la fabrication des pièces artificielles. — Leurs inconvénients.

Les matières employées par les dentistes, pour fabriquer les dents artificielles, sont les dents minérales, les dents d'animaux, les dents humaines, l'ivoire, etc. Or, quelque prévenu qu'on puisse être en faveur des dents minérales, on est forcé de reconnaître que, par leur fragilité, elles exposent la bouche aux plus graves accidents ; qu'elles ne présentent, en outre, qu'une couleur terne et cendrée, et forment toujours un contraste frappant avec les dents qui les avoisinent. Les dents d'animaux qu'on est obligé de travailler avec la lime, doivent être également rejetées à cause de leur trop grande porosité et de leur rapide décomposition. D'un autre côté, si les dents humaines ont l'avantage de tromper l'œil le plus scrutateur lorsqu'elles sont convenablement préparées et choisies avec soin, qui consentirait sans répugnance à mettre dans la bouche des dents provenant d'individus morts de maladies contagieuses?

Avantages des dents artificielles sans crochets, pour la santé, la prononciation et la mastication.

Avec mon nouveau système de dents et dentiers sans crochets, aucun des inconvénients que je viens de signaler n'est à redouter. Taillés, en effet, sur le socle même de la matière qui leur sert de base, et exécutés avec toute la précision des règles mathématiques, ces dentiers s'appuient également sur toute l'arcade dentaire dont ils suivent tous les détours, toutes les sinuosités, sans exercer la moindre pression.

Par l'heureuse harmonie avec laquelle les râteliers supérieur et inférieur tombent l'un sur l'autre, et s'emboîtent comme dans la nature, l'articulation est complète, la voix dans la meilleure des conditions pour se faire entendre. Enfin, par l'extrême facilité avec laquelle toute personne peut elle-même ôter et replacer ces pièces, et par la préparation que je fais subir préalablement à la matière que j'emploie, et dont l'action est inoffensive, mes dentiers ne donnent jamais lieu à aucune odeur, et résistent toujours à l'acidité des sucs salivaires.

(1) De προ et τιθεμι. Remplacement des dents.

De l'heureuse influence des dents sans crochets sur la beauté et la pureté de la voix.

Profondément pénétré de cette vérité, que de la forme du palais dépendent les nuances infinies qu'on observe dans la voix, je me suis constamment appliqué dans la pratique à façonner mes râteliers, de manière à modifier la forme de la voûte palatine dans certains cas de nasonnement de la voix, et à faciliter le développement de l'arc antérieur du bord alvéolaire supérieur. C'est ainsi que beaucoup de mes clientes possèdent là plus belle voix qu'il soit possible d'entendre.

De tels avantages expliquent suffisamment la préférence depuis longtemps accordée à mes procédés par le public, ce juge impartial et éclairé de toutes choses , et attestent tout à la fois leur importance et leur supériorité sur tous les systèmes et procédés connus.

Des soins à donner aux pièces artificielles.

Les personnes qui portent des dents ou toute autre pièce artificielle , doivent bien se convaincre qu'elles ne sont point dispensées des soins de propreté auxquels doivent s'assujettir toutes celles qui tiennent à la fraîcheur de leur bouche ou à la conservation de leurs dents.

Quant à ces soins en eux-mêmes, ils sont d'autant plus simples et faciles, que toute personne peut ôter et placer mes nouveaux dentiers artificiels , sans le moindre effort et sans douleur aucune. Ils consistent, lorsque la pièce est propre, à la plonger dans l'eau étendue d'esprit-de-vin , et à l'essuyer légèrement au moment où on veut la fixer. Si toutefois la pièce commençait à se ternir, soit par suite de digestions pénibles ou d'une trop grande acidité des sucs salivaires, on devra alors la nettoyer avec une de mes *brosses* (1) fortes destinées à cet effet, qu'on trempera légèrement dans une *poudre* (2) porphyrisée, que j'ai préparée dans ce but. Exempte d'acide ou de toute autre substance nuisible, cette poudre, par ses propriétés, s'oppose à la formation du tartre et conserve aux dents leur brillant et leur poli naturel.

(1) Prix , 3 fr.
(2) Prix , 5 fr.

FIN.

Paris. — Impr. de POMMERET et MOREAU , 17, quai des Augustins.